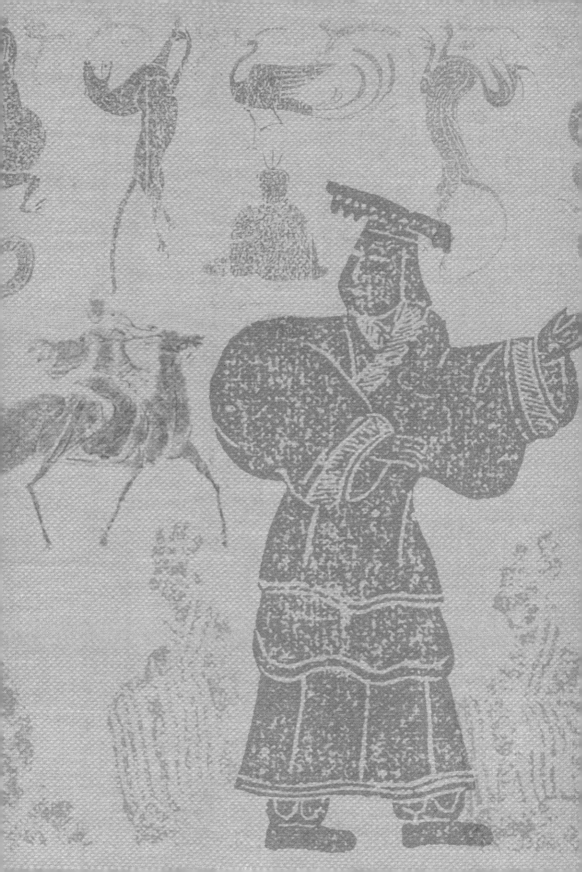

中国古医籍整理丛书

食鉴本草

明·宁源 撰

吴承艳 任威铭 校注

中国中医药出版社

·北 京·

图书在版编目（CIP）数据

食鉴本草/（明）宁源撰；吴承艳，任威铭校注．—北京：中国中医药出版社，2016.11（2025.4 重印）

（中国古医籍整理丛书）

ISBN 978 - 7 - 5132 - 3518 - 1

Ⅰ．①食…　Ⅱ．①宁…　②吴…　③任…　Ⅲ．①本草 - 研究 - 中国 - 明代　Ⅳ．①R281.3

中国版本图书馆 CIP 数据核字（2016）第 158686 号

中 国 中 医 药 出 版 社 出 版

北京经济技术开发区科创十三街 31 号院二区 8 号楼

邮政编码　100176

传真　010 64405721

北京盛通印刷股份有限公司印刷

各地新华书店经销

*

开本 710×1000　1/16　印张 6　字数 32 千字

2016 年 11 月第 1 版　2025 年 4 月第 3 次印刷

书　号　ISBN 978 - 7 - 5132 - 3518 - 1

*

定价　18.00 元

网址　www.cptcm.com

国家中医药管理局
中医药古籍保护与利用能力建设项目
组织工作委员会

项目专家组

顾　问　马继兴　张灿玾　李经纬
组　长　余瀛鳌
成　员　李致忠　钱超尘　段逸山　严世芸　鲁兆麟
　　　　郑金生　林端宜　欧阳兵　高文柱　柳长华
　　　　王振国　王旭东　崔　蒙　严季澜　黄龙祥
　　　　陈勇毅　张志清

项目办公室（组织工作委员会办公室）

主　任　王振国　王思成
副主任　王振宇　刘群峰　陈榕虎　杨振宁　朱毓梅
　　　　刘更生　华中健
成　员　陈丽娜　邱　岳　王　庆　王　鹏　王春燕
　　　　郭瑞华　宋咏梅　周　扬　范　磊　张永泰
　　　　罗海鹰　王　爽　王　捷　贺晓路　熊智波
秘　书　张丰聪

前　言

　　中医药古籍是传承中华优秀文化的重要载体，也是中医学传承数千年的知识宝库，凝聚着中华民族特有的精神价值、思维方法、生命理论和医疗经验，不仅对于传承中医学术具有重要的历史价值，更是现代中医药科技创新和学术进步的源头和根基。保护和利用好中医药古籍，是弘扬中国优秀传统文化、传承中医学术的必由之路，事关中医药事业发展全局。

　　1949 年以来，在政府的大力支持和推动下，开展了系统的中医药古籍整理研究。1958 年，国务院科学规划委员会古籍整理出版规划小组在北京成立，负责指导全国的古籍整理出版工作。1982 年，国务院古籍整理出版规划小组召开全国古籍整理出版规划会议，制定了《古籍整理出版规划（1982—1990）》，卫生部先后下达了两批 200 余种中医古籍整理任务，掀起了中医古籍整理研究的新高潮，对中医文化与学术的弘扬、传承和发展，发挥了极其重要的作用，产生了不可估量的深远影响。

　　2007 年《国务院办公厅关于进一步加强古籍保护工作的意见》明确提出进一步加强古籍整理、出版和研究利用，以及

"保护为主、抢救第一、合理利用、加强管理"的方针。2009年《国务院关于扶持和促进中医药事业发展的若干意见》指出，要"开展中医药古籍普查登记，建立综合信息数据库和珍贵古籍名录，加强整理、出版、研究和利用"。《中医药创新发展规划纲要（2006—2020）》强调继承与创新并重，推动中医药传承与创新发展。

2003～2010年，国家财政多次立项支持中国中医科学院开展针对性中医药古籍抢救保护工作，在中国中医科学院图书馆设立全国唯一的行业古籍保护中心，影印抢救濒危珍本、孤本中医古籍1640余种；整理发布《中国中医古籍总目》；遴选351种孤本收入《中医古籍孤本大全》影印出版；开展了海外中医古籍目录调研和孤本回归工作，收集了11个国家和2个地区137个图书馆的240余种书目，基本摸清流失海外的中医古籍现状，确定国内失传的中医药古籍共有220种，复制出版海外所藏中医药古籍133种。2010年，国家财政部、国家中医药管理局设立"中医药古籍保护与利用能力建设项目"，资助整理400余种中医药古籍，并着眼于加强中医药古籍保护和研究机构建设，培养中医古籍整理研究的后备人才，全面提高中医药古籍保护与利用能力。

在此，国家中医药管理局成立了中医药古籍保护和利用专家组和项目办公室，专家组负责项目指导、咨询、质量把关，项目办公室负责实施过程的统筹协调。专家组成员对古籍整理研究具有丰富的经验，有的专家从事古籍整理研究长达70余年，深知中医药古籍整理研究的重要性、艰巨性与复杂性，履行职责认真务实。专家组从书目确定、版本选择、点校、注释等各方面，为项目实施提供了强有力的专业指导。老一辈专家的学术水平和智慧，是项目成功的重要保证。项目承担单位山东中医药大学、南京中医药大学、上海中医药大学、福建中医药大学、浙江省中医药研究院、陕西省中医药研究院、河南省中医药研究院、辽宁中医药大学、成都中医药大学及所在省市中医药管理部门精心组织，充分发挥区域间互补协作的优势，并得到承担项目出版工作的中国中医药出版社大力配合，全面推进中医药古籍保护与利用网络体系的构建和人才队伍建设，使一批有志于中医学术传承与古籍整理工作的人才凝聚在一起，研究队伍日益壮大，研究水平不断提高。

本着"抢救、保护、发掘、利用"的理念，该项目重点选择近60年未曾出版的重要古医籍，综合考虑所选古籍的保护价值、学术价值和实用价值。400余种中医药古籍涵盖了医经、基础理论、诊法、伤寒金匮、温病、本草、方书、内科、外科、女科、儿科、伤科、眼科、咽喉口齿、针灸推拿、养生、医案医话医论、医史、临证综合等门类，跨越唐、宋、金元、明以迄清末。全部古籍均按照项目办公室组织完成的行业标准《中医古籍整理规范》及《中医药古籍整理细则》进行整理校注，绝大多数中医药古籍是第一次校注出版，一批孤本、稿本、抄本更是首次整理面世。对一些重要学术问题的研究成果，则集中收录于各书的"校注说明"或"校注后记"中。

"既出书又出人"是本项目追求的目标。近年来，中医药古籍整理工作形势严峻，老一辈逐渐退出，新一代普遍存在整理研究古籍的经验不足、专业思想不坚定等问题，使中医古籍整理面临人才流失严重、青黄不接的局面。通过本项目实施，搭建平台，完善机制，培养队伍，提升能力，经过近5年的建设，锻炼了一批优秀人才，老中青三代齐聚一堂，有效地稳定了研究队伍，为中医药古籍整理工作的开展和中医文化与学术的传承提供必备的知识和人才储备。

本项目的实施与《中国古医籍整理丛书》的出版，对于加强中医药古籍文献研究队伍建设、建立古籍研究平台，提高古籍整理水平均具有积极的推动作用，对弘扬我国优秀传统文化，推进中医药继承创新，进一步发挥中医药服务民众的养生保健与防病治病作用将产生深远影响。

第九届、第十届全国人大常委会副委员长许嘉璐先生，国家卫生计生委副主任、国家中医药管理局局长、中华中医药学会会长王国强先生，我国著名医史文献专家、中国中医科学院马继兴先生在百忙之中为丛书作序，我们深表敬意和感谢。

由于参与校注整理工作的人员较多，水平不一，诸多方面尚未臻完善，希望专家、读者不吝赐教。

国家中医药管理局中医药古籍保护与利用能力建设项目办公室
二〇一四年十二月

许 序

　　"中医"之名立，迄今不逾百年，所以冠以"中"字者，以别于"洋"与"西"也。慎思之，明辨之，斯名之出，无奈耳，或亦时人不甘泯没而特标其犹在之举也。

　　前此，祖传医术（今世方称为"学"）绵延数千载，救民无数；华夏屡遭时疫，皆仰之以度困厄。中华民族之未如印第安遭染殖民者所携疾病而族灭者，中医之功也。

　　医兴则国兴，国强则医强。百年运衰，岂但国土肢解，五千年文明亦不得全，非遭泯灭，即蒙冤扭曲。西方医学以其捷便速效，始则为传教之利器，继则以"科学"之冕畅行于中华。中医虽为内外所夹击，斥之为蒙昧，为伪医，然四亿同胞衣食不保，得获西医之益者甚寡，中医犹为人民之所赖。虽然，中国医学日益陵替，乃不可免，势使之然也。呜呼！覆巢之下安有完卵？

　　嗣后，国家新生，中医旋即得以重振，与西医并举，探寻结合之路。今也，中华诸多文化，自民俗、礼仪、工艺、戏曲、历史、文学，以至伦理、信仰，皆渐复起，中国医学之兴乃属必然。

迄今中医犹为国家医疗系统之辅，城市尤甚。何哉？盖一则西医赖声、光、电技术而于20世纪发展极速，中医则难见其进。二则国人惊羡西医之"立竿见影"，遂以为其事事胜于中医。然西医已自觉将入绝境：其若干医法正负效应相若，甚或负远逾于正；研究医理者，渐知人乃一整体，心、身非如中世纪所认定为二对立物，且人体亦非宇宙之中心，仅为其一小单位，与宇宙万象万物息息相关。认识至此，其已向中国医学之理念"靠拢"矣，虽彼未必知中国医学何如也。唯其不知中国医理何如，纯由其实践而有所悟，益以证中国之认识人体不为伪，亦不为玄虚。然国人知此趋向者，几人？

国医欲再现宋明清高峰，成国中主流医学，则一须继承，一须创新。继承则必深研原典，激清汰浊，复吸纳西医及我藏、蒙、维、回、苗、彝诸民族医术之精华；创新之道，在于今之科技，既用其器，亦参照其道，反思己之医理，审问之，笃行之，深化之，普及之，于普及中认知人体及环境古今之异，以建成当代国医理论。欲达于斯境，或需百年欤？予恐西医既已醒悟，若加力吸收中医精粹，促中医西医深度结合，形成21世纪之新医学，届时"制高点"将在何方？国人于此转折之机，能不忧虑而奋力乎？

予所谓深研之原典，非指一二习见之书、千古权威之作；就医界整体言之，所传所承自应为医籍之全部。盖后世名医所著，乃其秉诸前人所述，总结终生行医用药经验所得，自当已成今世、后世之要籍。

盛世修典，信然。盖典籍得修，方可言传言承。虽前此50余载已启医籍整理、出版之役，惜旋即中辍。阅20载再兴整理、出版之潮，世所罕见之要籍千余部陆续问世，洋洋大观。

今复有"中医药古籍保护与利用能力建设"之工程，集九省市专家，历经五载，董理出版自唐迄清医籍，都 400 余种，凡中医之基础医理、伤寒、温病及各科诊治、医案医话、推拿本草，俱涵盖之。

噫！璐既知此，能不胜其悦乎？汇集刻印医籍，自古有之，然孰与今世之盛且精也！自今而后，中国医家及患者，得览斯典，当于前人益敬而畏之矣。中华民族之屡经灾难而益蕃，乃至未来之永续，端赖之也，自今以往岂可不后出转精乎？典籍既蜂出矣，余则有望于来者。

谨序。

第九届、十届全国人大常委会副委员长

许嘉璐

二〇一四年冬

王 序

中医学是中华民族在长期生产生活实践中，在与疾病作斗争中逐步形成并不断丰富发展的医学科学，是中国古代科学的瑰宝，为中华民族的繁衍昌盛作出了巨大贡献，对世界文明进步产生了积极影响。时至今日，中医学作为我国医学的特色和重要医药卫生资源，与西医学相互补充、相互促进、协调发展，共同担负着维护和促进人民健康的任务，已成为我国医药卫生事业的重要特征和显著优势。

中医药古籍在存世的中华古籍中占有相当重要的比重，不仅是中医学术传承数千年最为重要的知识载体，也是中医为中华民族繁衍昌盛发挥重要作用的历史见证。中医药典籍不仅承载着中医的学术经验，而且蕴含着中华民族优秀的思想文化，凝聚着中华民族的聪明智慧，是祖先留给我们的宝贵物质财富和精神财富。加强对中医药古籍的保护与利用，既是中医学发展的需要，也是传承中华文化的迫切要求，更是历史赋予我们的责任。

2010 年，国家中医药管理局启动了中医药古籍保护与利用能力建设项目。这既是传承中医药的重要工程，也是弘扬优秀民族文化的重要举措，不仅能够全面推进中医药的有效继承和创新发展，为维护人民健康做出贡献，也能够彰显中华民族的璀璨文化，为实现中华民族伟大复兴的中国梦作出贡献。

相信这项工作一定能造福当今，嘉惠后世，福泽绵长。

国家卫生和计划生育委员会副主任

国家中医药管理局局长

中华中医药学会会长

王国强

二〇一四年十二月

马 序

　　新中国成立以来，党和国家高度重视中医药事业发展，重视古籍的保护、整理和研究工作。自 1958 年始，国务院先后成立了三届古籍整理出版规划小组，分别由齐燕铭、李一氓、匡亚明担任组长，主持制订了《整理和出版古籍十年规划（1962—1972）》《古籍整理出版规划（1982—1990）》《中国古籍整理出版十年规划和"八五"计划（1991—2000）》等，而第三次规划中医药古籍整理即纳入其中。1982 年 9 月，卫生部下发《1982—1990 年中医古籍整理出版规划》，1983 年 1 月，中医古籍整理出版办公室正式成立，保证了中医古籍整理出版规划的实施。2002 年 2 月，《国家古籍整理出版"十五"（2001—2005）重点规划》经新闻出版署和全国古籍整理出版规划领导小组批准，颁布实施。其后，又陆续制定了国家古籍整理出版"十一五"和"十二五"重点规划。国家财政多次立项支持中国中医科学院开展针对性中医药古籍抢救保护工作，文化部在中国中医科学院图书馆专门设立全国唯一的行业古籍保护中心，国家先后投入中医药古籍保护专项经费超过 3000 万元，影印抢救濒危珍、善、孤本中医古籍1640余种，开展了海外中医古籍目录调研和孤本回归工作。2010年，国家财政部、国家中医药管理局安排国家公共卫生专项资金，设立了"中医药古籍保护与利用能力建设项目"，这是继1982~1986年第一批、第二批重要中医药古籍整理之后的又一次大规模古籍整理工程，重点整理新中国成立后未曾出版的重要古籍，目标是形成并普及规范的通行本、传世本。

为保证项目的顺利实施，项目组特别成立了专家组，承担咨询和技术指导，以及古籍出版之前的审定工作。专家组中的许多成员虽逾古稀之年，但老骥伏枥，孜孜不倦，不仅对项目进行宏观指导和质量把关，更重要的是通过古籍整理，以老带新，言传身教，培养一批中医药古籍整理研究的后备人才，促进了中医药古籍保护和研究机构建设，全面提升了我国中医药古籍保护与利用能力。

作为项目组顾问之一，我深感中医药古籍保护、抢救与整理工作的重要性和紧迫性，也深知传承中医药古籍整理经验任重而道远。令人欣慰的是，在项目实施过程中，我看到了老中青三代的紧密衔接，看到了大家的坚持和努力，看到了年轻一代的成长。相信中医药古籍整理工作的将来会越来越好，中医药学的发展会越来越好。

欣喜之余，以是为序。

中国中医科学院研究员

马继兴

二〇一四年十二月

校注说明

　　《食鉴本草》，明代医家宁源撰。宁源，一作宁原，号山臞，京口（今江苏镇江）人，生卒年不可考。由于本书的初刻本今已不存，唯李时珍《本草纲目·历代诸家本草》云："《食鉴本草》，嘉靖时京口宁原所编。"据此可知其成书时间大致在明嘉靖年间（1522～1566）。

　　本书为食物本草专著，全书共收食用本草 252 种，汇聚前代文献有关食用本草的内容，每味下分列性味、毒性、主要功效、宜忌等，并将有效的古人验方、偏方或使用经验附在每味之后。内容简明实用，叙述通俗易懂，在本草学尤其食物本草史上具有一定影响。

　　据《中国中医古籍总目》《中国本草要籍考》《历代中药文献精华》等记录及相关调查，本书初刻本已不存。目前存世刊本有三种，一是明万历二十年壬辰（1592）虎林胡氏文会堂校刻本（简称虎林胡氏本），二是《寿养丛书》所收载《食鉴本草》刻本（简称寿养本），三是《格致丛书》所收载《食鉴本草》刻本（简称格致本）。另有清抄本一种（简称清抄本）、民国抄本一种（简称民抄本）。从书版观察比较可见，各本均据虎林胡氏本原样刊刻或传抄，故本次整理以虎林胡氏本为底本，以寿养本、格致本、清抄本及民抄本为他校本。由于本书多有引据《证类本草》之内容，故又以《证类本草》为他校本。整理校注的原则和方法如下：

　　1. 将繁体字竖排改为简体字横排，并加现代标点。

　　2. 底本中药性与例方为小字，本次则与正文字体字号相同。

3. 底本原无全书目录，本次据正文补。底本卷次前的书名、卷次下的题署"京口　山臞　宁源　编，钱唐　金菴　胡文焕　校"一律删去。

4. 底本生僻字词于首见处出注。

5. 底本中异体字、俗字径改，不出注。通假字于首见处注释，不改字。

6. 原书中药名等名词不统一者，以通用名律齐，不出校。

7. 书中引录古籍验方、偏方，其原著如《医旦方》《野人闲录》《村翁记》《孟诜方》《胜金方》《神秘方》《仙家方》《验应方》《苑亭客话》《集要方》《兵部手集》等早佚，无从核查，此次整理一律不出校记。

目　录

卷　下

卷　上

兽　部

象

肉：味淡，无毒。啖之令体重。

牙：味平。治箭头或针铁、竹木等刺入骨中，刮取末，水调傅[1]上，立出。煎服又能利小便。

虎[2]

肉：味酸，平，无毒。治疟疾，主恶心，益气力。食之入山，辟三十六种精魅，虎见而畏之。

头骨：驱邪辟恶，除鬼压[3]，作枕祛疟。

胫骨：壮筋骨，去风邪，辟恶气，杀鬼疰[4]，止惊悸。

仙方：虎骨须治诸风瘫痪，筋骨缓纵，及历节风，周身疼痛。用虎胫骨一对，酥炙打碎，以生绢袋盛，用清酒四五十斤连坛煮过，每日随性饮之。

古方：治肛门凸出不收，以虎骨烧存性，为末，水调

---

① 傅：通"敷"。《说文通训定声·豫部》："傅，叚借为'敷'。"

② 虎：原字漫漶，据虎林胡氏本、清抄本补。

③ 鬼压：梦魇。

④ 鬼疰（zhù 住）：也作"鬼注"。指某些有较强传染性的疾病，疰，转相传染。《释名·释疾病》："注病，一人死，一人复得，气相灌注也。"

方寸匕，日进二服。

鹿

肉：味温，无毒。补中，强五脏，益气力。

血：味甘，平。补阴，益荣气。

肾：补腰肾。

茸：味甘、酸，温。主漏下恶血，疗虚劳羸瘦，骨中寒热，洒洒如疟，四肢酸疼，腰脊疼痛，遗精溺血，散石淋。

角：味咸，无毒。补腰脊疼痛，续筋骨损伤，消恶毒痈瘇①。

《千金方》：治妇人吹乳妒乳②，结瘇疼，欲成脓者，以鹿角磨水，敷之。

秘方：治鱼骨鲠，以鹿角剉屑，含津咽下。

《鲁般方》：治竹木刺入皮肉中不出，烧鹿角末，水调敷，立出，久者不过一夕。

獐

肉：味甘，温，无毒。平补五脏。

骨：味咸，平。补虚损泄精，酿酒有补下之功。

---

① 痈瘇（zhǒng肿）：痈肿。《证类本草》卷十七："（鹿角）……主恶疮痈肿。"

② 妒乳：病名。多指乳痈早期，但见乳汁郁结而未成痈之证。出《肘后备急方》卷五："凡乳汁不得泄，《内经》名妒乳，乃急于痈。"

狸

肉：疗诸疰、诸风及鼠瘘。

兔

肉：味辛，平，无毒。不与姜同食，成霍乱。补中益气。多食令人痿黄，损阳事。

肝：明目退翳，和决明子末为丸，白汤每晚送下。

骨：主消渴中热。

头：治头眩痛，颠疾，及催生落产。

《日华子》云：头骨一个，和毛髓烧存性，为丸，催生落胎，并下产后恶露。

脑髓：治冻疮皲裂。

神仙催生丹：腊月初八日取兔头一个，取净脑髓，和乳香细末一两，于净室中斋沐焚香，拜告上帝，祝曰：大道弟子厶修合世上妇人难产药，愿降灵佑助此药力，速令生产，急急如律令勒。丸如芡实大，以布袋盛，阴干，临产用醋汤送下一丸，神效。

牛

肉：味甘，平，无毒。安中，益气力，养脾胃，止吐泄，疗消渴。

肝：味甘，凉。能明目，平肝气。

肚：味甘，平。和中，益脾胃。

胆：味苦，寒。除心腹邪热烦渴，治口舌焦燥，益目①精②，治小儿惊风痰热。

黄：治大人小儿惊痫搐搦烦热之疾，清心化热，利痰凉惊。

马

肉：味苦辛，冷，有小毒。凡自死、病死，断不可食。壮筋骨，强腰脊，强志轻身，消热下气。

茎：味酸甘，平，无毒。白者最良。主男子阴痿不起，益精气，有子。

骡

肉：味辛，温，有小毒。性顽劣，食之不益人，孕妇忌食。

驴

肉：味甘，微凉，无毒。黑者最良。疗风狂，解心烦，治忧愁不乐。

头：味甘，微凉。黑者为上。治头风眩晕，口眼㖞斜，语言蹇涩，一身动摇，筋骨酸疼，心肺浮热。用驴头一个，燖③洗去毛，蒸令烂熟，细切。少助以五味食之。

---

① 目：原字漫漶，据虎林胡氏本、清抄本补。
② 精：同"睛"。《正字通·米部》："精，目中黑粒有光者亦曰'精'，今通作'睛'。"
③ 燖（xún旬）：用热水烫后去毛。

尿：主翻胃吐不止，治牙齿疼，下水毒癥癖。

古方：治反胃转食，每服二合，早晚洫食①饮之，大效。

猪

肉：味甘，温。闭血脉，软筋骨。发风气、金疮、疟痢。久食虚人。

四蹄：味甘，小凉。下乳汁，补中气。煮汁，洗一切疮疽挞伤②。

肚：性温，平。补脾胃，益气力，止渴治痢，杀小儿疳虫。

胆：苦，寒。治大便不通，及伤寒热渴。

肾：暖水脏，利膀胱，补腰肾。

脂：治男子女人五疸，耳目遍身尽生黄衣，或出黄汗，胃中热胀，饮食不消。用猪脂一斤，温化服之，日三次，下去恶物，为妙。

羊

肉：味甘，大热，无毒。治五劳七伤，脏气虚寒，腰膝羸弱。壮筋骨，厚肠胃。

头：性微凉。治骨蒸脑热，头眩目昏，及小儿惊痫。

乳：味甘，温。润心肺，补虚劳，止消渴。

---

① 洫（xù 恤）食：空腹。洫，使空虚。
② 挞伤：鞭伤或棍伤。挞，用鞭或棍击打。

肝：味甘，凉。治目中诸疾。

《医镜》：治患目久不愈，赤[①]涩昏花，翳膜遮障，羞明有泪。用羊子肝一具，竹刀刮切，砂臼捣细，和黄连净末四两为丸，梧桐子大，每服七十粒，茶汤吞，食远送下。

蹄胫骨：以火炼为细末，入飞盐二钱和均，每早擦牙齿上，漱，去牙齿疏活疼痛。

肾：补肾气，益精髓。

牡　犬

肉：味咸、酸，温。黄者为上，不与大蒜同食。益气血，厚肠胃，补下元，壮阳事，填精髓，续绝伤。食近腰连肾者极佳。

阴茎：味咸，平。六月上伏日取，阴干百日用。治劳伤，阴痿不起，令强大有子，除女人带下十二疾。

胆：味苦，有小毒。去鼻中息肉并痛，鼻疮，及刀箭伤损疮。

禽　部

仙　鹤

味咸，平，无毒。益气力，去风，补肺劳。弱者宜食之。

血：补劳乏，益血虚。

---

① 赤：原作"亦"，据文义改。

练　鹊

味甘，平，无毒。诸风疾者，冬间取之，去羽毛，剉细，炒令香，用绢袋盛，清酒数十斤浸一月，每日温饮之。

鹌　鸧

味甘，平，无毒。主痔瘘下血。

《医旦方》：治老嗽，吃意取一个，蒸食之。

百舌鸟

主虫咬，心胃疼，炙食之。又治小儿久不语。

布　谷

食之令夫妻相爱。以爪并头，五月五日收，带之各一，男左女右。

啄木鸟

平，无毒。此鸟斑者是雄，褐者是雌，穿木食蠹①。治痔瘘，疗牙齿蚛匿②。

《淮南子》曰：斫木愈龋③，信哉。

《千金方》：治虫蛀牙齿疼痛，以啄木鸟烧灰存性，为

---

① 蠹（dù肚）：蛀蚀器物的虫子。
② 蛀匿（zhòngnì众逆）：虫食。
③ 斫木愈龋：出自《淮南子·说山训》。《太平御览》卷七百四十引注："啄木，食龋虫也。"

末，纳蛀孔中，不过三次而全①。

鸲 鹆

性寒，肉不堪食，人家宜养之，最厌②火殃。

鸽 子

性暖，益精气，治白癜风并一切恶疮，炒，酒服。
《抱朴子》：治驴马疮疥，捣肉傅之。

慈 鸦

味咸，平。补虚劳瘦弱，止上气咳嗽，及骨蒸发热，和五味炙食之良。

乌 鸦

味咸，平。治瘦人骨蒸劳热咳嗽，又治小儿惊痫。
《野人手录》：治骨蒸劳热咳嗽，腊月取瓦罐外泥固煨烬，为末，米饮调下。

鹌 鹑

味甘，平，无毒。补五脏，益中气，续筋骨，耐寒温，消结气。

斑 鸠

味甘，平，无毒。主明目益气，助阴阳。

---

① 全：痊愈。郑玄注："犹愈也。"
② 厌：驱避。

雀

味温,十二月取。治男子阴痿不起,益精有子。卵亦然。

粪:亦名白丁香,去面上雀斑酒刺,治目中瘀肉赤筋遮附童人①,和头生男子乳点之,即消。

雉 鸡

味酸,微寒,有小毒。补中益气,治痰气上喘。发五痔、疮疥。

鸳 鸯

味咸,平,有小毒。主痔瘘、疥癣,以酒浸炙食,热傅疮上,冷更易之。

陶隐君②云:人间夫妇不和,作羹,私与食之,即相怜爱也。食之令人容颜常美。

雁

味甘,平,无毒。主风拘急偏枯,气不通利。久食益气力,长须眉毛发,轻身耐老。杀诸石药毒。

鸭

味甘,微凉,无毒。疗风虚寒热,和脏腑,利水道,

---

① 童人:瞳仁,即瞳孔。
② 陶隐君:当是"陶隐居"。此条见《证类本草》卷十九引《食疗本草》,与陶氏无关。

除热补虚。

野　鸭

味重，微凉，无毒。补中益气，消食利水，导热毒，去风气疮瘭。

《日华子》云：治十种水气浮肿，和五味作粥啖之，妙。

鹅

味重，甘，温，无毒。补中气，和脏腑，滑肌肤。

脂膏：疗手足皲裂。

卵：补中气。多食伤胃滞气，发痼疾。

丹雄鸡

味甘，温。主女人赤白漏下，补虚温中，通神明，杀毒辟邪。

白雄鸡

味酸，微温。下气调中，疗狂邪，利小便，消丹毒。

白雌鸡

味酸甘，平。补五脏劳伤，妇人崩中下血，赤白①漏下，产后虚损，肠澼泄利，及小便不禁、消渴等症。

乌雄鸡

味甘，微温。补中止痛，续伤损。

---

① 白：原脱，据《医学入门》卷二补。

乌雌鸡

骨毛俱黑者为上。主风寒湿①痹，五缓六急，及蹉折骨痛，治乳难乳痈，攻痈疽排脓。

《日华子》云：安心定志，除邪癖②恶气，破心腹中宿血，治产后虚羸，生心血，益胃气，壮颜色。

鸡 卵

味甘，寒。去邪热，镇心安惊，安五脏，治潦汤③疼痛。

《博济方》：治产妇胎衣不下，吞生鸡子清一枚，效。治火烧疮，以生鸡子傅之，有效。

《经验方》：治伤寒时疫，舌黄烦燥，狂言热极，吞生鸡子一枚，效。

《圣惠方》：治小水不通，空心吞生鸡子三枚，效。

虫 部

蜂 蜜

味甘，微温，无毒。治心腹邪气，惊痫瘈热④，脾虚

---

① 湿：原作"温"，据《证类本草》卷十九改。
② 癖：《证类本草》卷十九作"辟"，义胜。
③ 汤：同"烫"。
④ 惊痫瘈（zhì 制）热：《证类本草》卷二十作"诸惊痫瘈"。瘈，痉挛。

饮食不下，肌中疼痛，赤①白痢疾，口舌生疮，明耳目，安五脏，补不足，解诸毒，除众疾，和百药，久服轻身悦容，不饥不渴。

《外台秘要》：治诸恶疮不愈，用白蜜傅之。

《千金方》：治阴头生疮，以白蜜调甘草末，傅之。

《产宝方》：治产后作渴，以蜜和汤饮之。

黄 蜡

味甘，微温。治下痢脓血，补中益气，续绝伤金疮，耐老不饥。

白 蜡

味平，淡。疗久泄痢白脓，补绝伤，利小儿，久服轻身不饥。

《海上方》：治妇人有孕动胎下血，用白蜡鸡子一大块，煎三四滚，以好酒半升投入，服之。

古方：治犬咬人成疮长发，以蜡火溶化，灌入疮口中，纠②定则愈。

龟

肉：味酸，温，有小毒。纯黑者食蛇有毒，不入药。大补阴虚，作羹臛③断久疟不愈。

---

① 赤：原作"亦"，据文义改。
② 纠：缠裹。
③ 羹臛：用蔬菜或肉类做成的羹汤。

刘禹锡方：以龟一个煮酒服，治筋缓急不能收摄，妙。

吴下风俗，以龟肉火煨，饲猫则肥壮。

甲：味咸、甘，平，无毒。主漏下赤白，破癥瘕痎疟①，治五痔阴蚀，湿②痹，四肢虚弱，治小儿囟不合，头疮燥痛③，女子阴疮，及惊恚气心腹疼，腰膝酸软，不能久立，骨中寒热，伤寒劳复，又益气资智，使人能食。

《野人闲录》：治诸风瘫痪等，以败龟甲，以酥炙为末，每服一钱，酒调下。

《子母秘录》：治妇人难产，以败龟甲，以炙为末，酒调服方寸匕。

又方：治胎前产后痢疾，以败龟板，米醋炙为末，水饮调下。

鳖

肉：味甘，平，无毒。补劳伤，壮阳气，峻补阴不④足。恶矾石。

甲：味咸，平，无毒。主治心腹癥瘕坚积，去寒热，消疟痎息肉，阴蚀痔瘘，恶肉。

《姚和众方》：治下痢脱肛，取鳖头一枚，烧令烟尽，

---

① 痎（jiē 街）疟：疟疾的通称。
② 湿：原作"温"，据文义改。
③ 燥痛：《证类本草》卷二十作"不燥"。
④ 不：原作"下"，据下文"大补阴之不足"句改。

为末，以鞋底托上。

《子母秘录》：治妇人难产，以鳖甲烧存性，为末，酒调服方寸匕。

孙真人云：治男女骨热劳瘦，用鳖甲以醋炙黄，入胡黄连二钱，为末，青蒿煎汤，服方寸匕。

《左传》云：三足者为能神物也[1]，肉不可食，甲不可用。

《日华子》云：大补阴之不足。凡使，须九肋者最佳。

（新增）又谚云：有三四斤者，不可食。

螃　蟹

味甘，寒，微咸，有小毒。中蟹毒，煎紫苏汁饮之，或捣冬瓜汁饮之。治胸中邪热结聚，火气炽郁，口喝面偏，通气散血，养筋益气。

《图经》云：生投漆中，则漆败而散。

古语云：烧之而群鼠至。

（新增）雷公云：可杀莨菪毒、漆毒。

爪：能破血，伤胞堕胎，孕妇忌食。

《海上方》：治漆疮延及满身，捣海[2]傅之，即愈。

《百一方》：治疥疮湿癣久不愈，杵蟹傅之。

《食忌》云：蟹莫与红柿同食，食之发瘤疾成冷疾。

---

① 三足者为能神物也：见《左传·昭公七年》杜预注及孔颖达疏。

② 海："蟹"的借字，镇江方言"蟹"读为"海"。又，《急救广生集》卷九作"生蟹"。

蛤　蜊

味咸，寒，无毒。润五脏，止消渴，开胃脘，解酒毒，治老癖作寒热者，及消女人血块，食之甚宜。此物性冷，修养服丹石之士勿食，食之冷，腹中结痛。

壳：《海上方》：治汤火，燎成疮，以壳火煅，放土上出火毒，碾为末，香油调敷。

蚬

肉：性冷，无毒。

按《图经》云：小于蛤，黑色，生泥水中，候风雨，能以壳为翅飞也。治时行热病，开胃口，行乳汁，利小便，去暴热目病，消湿毒脚气，解酒毒目黄。

（新增）浸取汁服，主消渴多食，发嗽。

《外科集要》：治疔疽恶毒，以蚬肉杵烂，涂之，立消。

孙真人云：治消渴，浸水饮之。

壳：曾经风雨日久者尤佳。

（新增）陈壳止阴疮，止痢。

《神仙秘法》：治翻胃吐食，及化胸中痰涎，烧为白灰，米饮调方寸匕。

蚌　蛤

性太冷，无毒。明目，止消渴，解大热毒，消疮肿痔瘘，补妇人虚劳下血，赤白带下，解丹石药毒。

（新增）治疳止痢，并呕逆痈肿，醋调傅。兼能制石亭脂①，以黄连末内之，取汁点赤眼并暗，良。烂壳饮下，治翻胃痰饮。

蚶

性温，无毒。其味最佳，多食生渴。利五脏，健胃气，消食，除心腹冷气，去腰脊冷风，兴阳事。

（新增）益血色，令人能食②，以③饭压之，不尔令人口渴。

壳：即瓦楞子。治一切冷疾癥癖，气块血积，火煅，米醋淬三次，埋土中一月用。

蛏

味甘，温，无毒。补虚补劳，治冷痢。产妇宜煮食之。

螺蛳肉

性冷，解热毒，治酒疸，利④小水，消疮肿。食多发寒湿气痼疾。

蛙

味甘，微凉，无毒。江南呼名田鸡，江北呼名水鸡，

---

① 石亭脂：即石硫赤。亦名石硫丹，为硫黄之色红者，功同硫黄。
② 食：原脱，据《医学入门》卷二补。
③ 以：《医学入门》卷二此上有"每食了"三字。
④ 利：原作"痢"，据文义改。

其味甚美。治小儿赤毒热疮，脐肠腹痛，胃气虚乏。

《食疗》云：治小儿疳瘦肚大，虚劳烦热，心中邪热，腹内水气，绸①调②食。

虾

味辛、甘，无毒。

（新增）雷公云：无须及煮色白者不可食。谨按：小者生田及沟中渠中，有小毒，食不益人，动风热，发疮疥，有病忌食。

《图经》云：治小儿赤白游疹，生捣汁涂之，良。

鲥 鱼

味甘，温，平。美过诸鱼，年年初夏时则出，甚贵重，余月不复有也，故名。快胃气，补虚劳。小儿有疳瘤忌食之。

《渔翁口诀》：鲥鱼乃鱼中君子也。最惜鳞甲，以其美肥在鳞甲中故也。凡食不可煎，宜以五味同竹笋、荻芽蒸食之，亦不可去鳞甲也。蒸下五味汁以小瓶埋土③中，遇汤火伤涂之不作。

鲚 鱼

味甘、辛。食之不益人，助火动痰，发疮疥。

---

① 绸：据文义疑为"醋"。
② 调：原字漫漶，据虎林胡氏本、清抄本补。
③ 土：原字漫漶，据虎林胡氏本、清抄本补。

鳝鱼

味甘，温，无毒。补中益血，又去十二经风气，妇人产后诸虚，胎前百病，亦可食之。丹溪云：鳝鱼善补气。

鲵鱼

味甘，无毒。补中益气。

鲇鱼

味平，有小毒。赤目赤须者杀人。稍益胃气。

黄鱼

甘，平，有小毒。背黄头尖，下江呼名黄颊鱼是也。发风动气，发疮疥，病人忌食。

鲟鱼

味甘，平，有小毒。益气补虚，令人肥健。发诸风疮疥疾。

子：甚肥美，杀腹中小虫。

鲊：世人虽重之，亦不益人。

鳇鱼

味甘，平，无毒。味极肥美，楚人尤重之。食多生热疾。

鲊：肥美奇绝，亦不益。

鳊鱼

古名鲂鱼。味甘，平。调脾胃，消食化谷，去肠胃风毒，利五脏。

鲈鱼

味甘，平。补五脏，益筋骨，和肠胃，下水气。

沈存中云：松江细鲈羹，吴田香粳饭，令人努力加餐。

（新增）多食发痃癖及①疮肿。不可与乳酪②同食。多食宜人，作鲊尤良。暴干甚香美③，虽有小毒，不④至发病。

鲫鱼

味甘，温。诸鱼属火，惟鲫鱼属土而有补脾胃之功，治作羹以疗之。

《千金方》：治泄痢久不愈，以活鲫鱼作脍食之。

本草云：治诸疮，烧焦，以酱汁调涂，效。

丹溪云：以鲫鱼合莼菜作羹，治胃弱不下食。

《钱氏方》：治男子女人劳症，发热咳嗽，汤药不愈者，取活鲫鱼一尾，刮去鳞，剖去肠，洗净，将去壳蓖麻子如病人年纪入鱼腹内，外以湿草纸包五六十重，柴火中煨令熟，晚上食之，十日内食三尾，见效有功。

---

① 及：原作"又"，据《证类本草》卷二十一改。

② 酪：原作"酩"，据《证类本草》卷二十一改。

③ 暴干甚香美："暴"原作"焙"，"甚"原作"正"，并据《证类本草》卷二十一改。

④ 不：原脱，据《证类本草》卷二十一补。

鲤　鱼①

肉：味甘，寒，平，无毒。主咳嗽上气喘促，止渴，除黄疸，治水肿脚气。

《千金方》：治妊娠始有水气，心腹腿脚浮肿，小水不利，胎或不安，用广陈皮一钱，白芍药一钱五分，当归二钱，赤茯苓二钱五分，白片术三钱，俱哎咀，用江鲤鱼一个，去鳞去肠，洗净，段作块，以水煮取汁，去鱼②不用，用汁一盏半入前药，并生姜七片，煎至八分，空心服，神效。须多食，以肿消为度。

胆：治目中诸疾，研片脑点之，最妙。

（新增）骨：主女子带下赤白。

齿：主五淋，石淋尤佳。

鳗鲡鱼

味甘，平，有小毒。五色花者其功尤效。补五脏，杀诸虫，治五种痔瘘。

《食疗》云：治妇人百病带下，一切风疾，肠风下血，皆宜食之。

《图经》云：此鱼虽有小毒，而能补脏腑虚损，有劳症人宜食之。

---

① 鲤鱼：原无"鱼"字，据前后文义补。
② 鱼：原字漫漶，据虎林胡氏本、清抄本补。

《闻见录》：唐天宝年间，田家生一女，甫十七岁，染劳瘵疾，二年愈笃。夫妇贫而无措，恐其死，遂弃之于江滨。适逢一渔舟来，怜而救之，置于舟中。忽见渔翁婆煮鳗鱼食，女子哀而求食之。是夜腹中闷刺，亦不敢言，次日所下恶粪异虫许多，疾渐痊可，调养，姿容胜于昔时。渔翁送归田家，后适人，生有二三子。

《月令记》：夏月间以干鳗鱼焚于室内，则蚊虫皆化为水。

《东坡记》：置骨于衣厢书匮中，断蠹鱼蛀虫，果验。

《村翁记》：烧之熏屋舍，免竹木之类生蛀虫，熏屋毛衣褐，亦断虫蛀。

（新增）水中头浮者不可食，恐蛇类而杀人也。

青 鱼

味甘，平，微毒。与葵菜、大蒜相反。治脚气湿痹软弱。

（新增）头中枕①：蒸取干，代琥珀用之。磨服，主心腹痛。

胆：腊月取，阴干用，治喉闭，除目疾，涂恶疮。

《海上方》：治咽喉肿痛，取青鱼胆，调白矾细末，阴干，以少许点，效。

---

① 枕：鱼枕骨。《证类本草》卷二十一同，《本草纲目》卷四十四作"枕骨"二字。

《急救方》：治鱼骨鲠，以少许口中，咽津即愈。

银条鱼

甘，平，无毒。宽中健胃，合生姜作羹良。

少阳鱼

味甘、咸，寒，无毒。治男子白浊膏淋，玉茎涩痛。

河豚鱼

味甘，肥，有毒。味虽美而无益于人，食之不得法，亦杀人。

孙真人曰：凡中河豚毒，以芦根杵汁，和蓝锭饮之。陈粪青亦妙。

黑鲤鱼

有小毒。此鱼地之厌物①也，脑有七星，夜朝北斗，人不宜食之，亦且无益。

（新增）《诸鱼论》：凡鱼头有白色如连珠至脊上者、腹中无胆者、头中无鳃者，并杀人。鱼汁不可合鸬鹚肉食之。鲫鱼不可合猴、雉肉食之。鳅鳝不可和白犬血食之。鲤鱼子不可合猪肝②食之，鲫鱼亦然。青鱼鲊不可合生胡荽及生葵并麦酱食之。虾无须及腹中通黑及煮之反白者，

---

① 厌物：令人憎恶之物。
② 肝：原作"犴"，据《证类本草》卷二十改。

皆不可食。生虾脍^①不可合^②鸡肉食之，亦损人。

果 品

胶 枣

味甘，温，平，无毒。治心腹邪气，补中益气，养脾平胃，助十二经，通九窍，除烦闷，生津液，安惊恐，强筋力，久服轻身长年。

孙真人云：调合百药不可无，齿牙有病人忌啖之。

（新增）三年陈核中仁：燔之味苦，主腹病邪气。

生 枣

动湿热，人宜少食之，羸弱有疾者勿食，恐生寒热。

栗 子

味咸，温，无毒。厚肠胃，补肾气。亦不宜多食，生者难化生虫，熟者隔食滞气，病人忌之。

陈士良云：栗有数种，其性一类。一球三颗，其中心一枚乃栗楔也，治筋骨风痛。

孙真人云：肾病宜食之。

《经验方》：治肾虚腰膝无力，以栗楔风干，每日空心食七枚，再食猪肾粥。

《奇效方》：治恶刺及箭头入肉不出，生嚼傅之，

① 脍：原作"绘"，据《证类本草》卷二十改。
② 合：原作"食"，据《证类本草》卷二十改。

即出。

古方：治瘰疬疮痛，生嚼傅之，效。

刺壳及树皮：煎汤洗诸疮，效。

胡　桃

味甘，平，温。润肌肤，黑鬓发。本草止言甘平，不言性热，又云动风，能脱人眉毛，非热而伤肺乎？

外青皮：捣烂取汁，可染须鬓。又，取青皮压油，和詹糖香①涂毛发，色如漆②。

龙　眼

味甘，平，无毒。主五脏邪气，益智宁心，除虫③通神。

荔　子

味甘、平，无毒。健气生津，通神益智，和颜悦色，散无形质之滞气。多食亦能生热，以其属阳故也。

核：《朱丹溪方》：治诸疝举作疼痛不可忍者，服之速效。荔核炒、青皮子炒、山栀子炒、山楂子炒各一钱，茱萸十四粒炒。各为细末，每服二钱，长流水煎一滚，空心服，效。

①　詹糖香：用樟科植物香叶子的树皮或叶枝煎熬而成的一种香料。

②　色如漆：原作"急漆"二字，据《证类本草》卷二十三补正。

③　虫：原作"蛊"，据《证类本草》卷十三改。

松　子

去诸风，逐邪气，滑肌肤，实肠胃，长食延人年。

榛　子

味甘，平，无毒。益气力，宽肠胃，肥白人。

榧　子

味平，无毒。杀腹间大小虫。小儿瘦黄有虫积者可食之。苏东坡诗：驱[①]除三彭虫，已我腹中疾。

橄　榄

味微酸、涩、甘，平，无毒。开胃下气止渴。治泄，消酒，能解诸鱼之毒。其木橄拨着，鱼皆浮出，故知物有相类如此也。

丹溪云：醉饱宜之。然其性热，多食能致上壅。

《急救方》：治鱼骨鲠，含津咽之，自下。

《奇选方》：治口唇燥裂，取橄榄核中仁研烂傅之，效。

（新增）又有一种，名斯橄榄，色类亦相似，可以蜜渍食之。

蒲　萄[②]

味甘、酸，无毒。主[③]筋骨中湿痹[④]，益气长志。久食

---

① 驱：原作"讴"，据文义改。
② 蒲萄：葡萄。
③ 主：原作"去"，据《证类本草》卷二十三改。
④ 痹：原作"脾"，据《证类本草》卷二十三改。

令人肥健，耐风寒不饥，可作酒，逐水利小便。

酒

味甘，温。除湿调中利小便。多饮亦能动痰火。

柑　子

瓤：味甘、酸，平。考诸本草云：大者曰橘柚，并言瓤有浆者而名之柚，大而皮厚于橘。《衍义》以柚为橘，有无穷之患①，何至是之甚耶。

蜜陀柑②、木柑、黄柑、乳柑、石柑、沙柑、青柑、山柑，体性相类，惟山柑皮疗喉咽痛效，余者皮不可用。朱橘、乳橘、山橘、金橘之类，大同小异，瓤皆甘酸而可食，止渴润燥生津。多则恋膈生痰滞肺气，病者忌之。

按《吕氏春秋》云：果之美者，有云梦之柚是也。

橘　皮

惟广东出者最佳，余皆次之，多年者尤好。治胸中瘕热，下气止吐逆、呕吐、霍乱，消痰饮，逐水化谷，刻除膀胱停流热水，顺气和中，快膈通神。

刘禹锡论：橘皮之功当列诸药之上。味辛苦甘平，能散能泻，能温能补，能和益，能消膈气，化痰涎，和脾止咳嗽，通五淋及中酒呕吐恶心，煎饮之奇效。

---

① 以柚……之患：语本《本草衍义》卷十八。
② 柑：原作"甘"，据文义改。

《百一选方》①：治男子女人霍乱吐泻不止，但一点胃气存者，服之回生。广陈皮白五钱，真藿香去土五钱，水二盏煎去柤②，时时温服。

《活人方》：治男子妇人伤寒并一切杂病，呕哕，手足逆冷。用橘红一两，生姜一两。水二盏煎至一盏，徐徐咽下，即效。

张氏方：治妇人吹乳，结核肿痛不可忍者，用广陈皮浸去白，晒干，面炒微黄，为末，入麝香少许再研，每服二钱，热酒调下，揉散。

核：治小肠疝气偏坠，坚大疼痛，及理腰疼。炒，去壳，为末，空心温酒调一钱二钱，服。

橙 子

瓣：味酸。止恶心，损肝气。

皮：味辛、甘，平，香美。散肠胃中恶气，顺气止恶心，除胃中浮风气，消食，造醋酱甚香烈，吴人以之熏茶尤妙。

梨

味甘、酸，平。梨者利也，流利下行之谓也。解热止渴，利大小肠。治火嗽热喘。多食发金疮，成冷痢。产妇乳母忌食之。

---

① 百一选方：又名《是斋百一选方》，二十卷，宋·王璆撰。
② 柤（zhā 扎）：渣滓。

《广利方》①：治汤火伤。捣碎傅之，止痛不烂，神效。

《梅师方》：治小儿心经风热、昏懵燥闷、不能进食。用梨三个，切碎，以水二升，煎取一升，去柤，入粳米一合，煮粥食之，效。

石榴子

味甘、酸。润咽喉燥热渴，损人肺。经云：榴者留也。其性滞，其汁恋膈而成痰，病人忌食之。其壳疗下痢、止漏精。

孙真人云：多食损肺伤齿。

皮：味酸。治筋骨风邪、腰脚不遂、行步挛急疼痛，涩肠止赤白不止及下虚漏精。

（新增）雷公云：凡使皮、叶、根勿令犯②铁。若使石榴壳不计③干湿，先用浆水浸一宿，至明漉④出，其水如墨汁，方可用之。

花：千叶者为佳。主心热吐血及衄血。风干作末，吹鼻中，立差⑤。

《崔元亮方》：疗金刀斧器伤破出血不止。以石灰半

---

① 广利方：又名《贞元集要广利方》，唐代德宗撰，五卷，书中有方五百八十六首。

② 犯：原作"把"，据《证类本草》卷二十三改。

③ 计：原作"汁"，据《证类本草》卷二十三改。

④ 漉：原作"晒"，据《证类本草》卷二十三改。

⑤ 差：同"瘥"，病愈。《方言》卷三："差，愈也，南楚病愈者谓之'差'。"

斤，石榴花四两，为细末傅上，少时血止便差，神效。

木 瓜

味酸①，无毒。主湿痹邪气，大吐下，霍乱转筋不止。又治脚气上攻腿膝疼痛，止渴消肿。

（新增）雷公云：凡用，勿误用②蔓子、土伏子，其色形真似木瓜，只气味别③。并④向里子不同，木瓜皮薄，微赤黄，香，其酸不涩，调荣卫，助谷气。向里子头尖，一面方是真木瓜。若和圆子色微黄，蒂核粗，子小圆，味涩咸，伤人气。蔓子颗小似木瓜，味绝涩不堪用。土伏子似木瓜，味绝涩，子如大油麻样，又苦涩，不堪用。凡使木瓜勿令犯铁，用铜刀刮去硬皮并子，薄切于日中晒，却用黄牛乳汁拌蒸，从巳至未，其木瓜如膏煎，却于日中薄滩晒干用也。

桃 子

味甘、酸，有小毒。除鬼祟，益颜色。多食生热。

花：味苦，平，无毒。杀鬼邪，治石淋，利大小便，下三尸虫，悦人容面，好颜色。

仁：味苦、甘，平，无毒。破血瘕、血痕，化瘀血，通经水，止腹痛。

---

① 酸：此下原衍"味"字，据文义删。
② 用：《雷公炮制药性解·木部》下有"和圆子"三字。
③ 别：原脱，据《雷公炮制药性解》补。
④ 并：原脱，据《雷公炮制药性解》补。

《孟诜方》：治女人阴户内生疮，如虫咬痛痒者。用桃仁、桃叶相等捣烂，丝绵裹纳阴户内，日三四次易之，差。

《千金方》：治卒心疼不止。取桃仁七个，去皮尖，炒熟研细，用水一合相和，顿服，效。亦可治三十年患。

杏 子

味酸，性热，有毒。食之无益，伤筋骨，愍①精神，生痰热。小儿、产妇忌食之。

谚语云：桃饱杏伤人，正此谓也。

仁：味甘、苦，温，有毒。双仁者杀人，可以毒狗。治上气喘急，咳嗽咳逆，心气烦闷，热胀惊痫②。解肌。治时行头痛。

《胜金方》：治患肺气喘急，至效。杏仁去皮尖一两，童子小便浸，一日三换，夏月一日五换，浸半月取出焙干，研令细末，每服一枣大，用水一小盏，入蜜一螺壳许，薄荷一叶，同煎八分，临睡服。甚者不过二三服，永不再发。忌鱼腥热物。

《肘后方》：治妇人阴内作痒成疮，久而不差。用杏仁一两烧存性，雄黄五钱，白矾五钱，射香一分同为末，傅阴内，神效。

---

① 愍（mǐn 敏）：同"悯"，忧愁。
② 惊痫：原字漫漶，据虎林胡氏本、清抄本补。

卷　下

李　子

味苦、甘、酸，无毒。除固热，调中。

黄帝云：李不可和蜜食，食之损五脏。

林　檎①

味酸、甘，温，无毒。消渴下气。多食发热，生痰涩血，脉生疮瘇②，困神好睡。

《食医心镜》③：治水痢不止。以半熟者十枚，槌碎，用水一升，煮八合，空心食之。

杨　梅

味酸、甘，温，无毒。去痰止呕，消食下酒，除烦燥。多食令人发热，病者忌之。

《鲁般方》：一切伤损，疮不可者，止血生肌无瘢痕，绝妙。盐杨梅不拘数，连核杵如泥，成挺子，收竹筒中，遇损填补之，此药神效。

枇　杷

味甘，平，无毒。利五脏。多食生痰热，发黄病。

---

① 林檎：即苹果。
② 瘇：《证类本草》卷二十三作"疖"。
③ 食医心镜：唐代咎殷撰于大中年间（847～859），为食物疗法专著。

叶：味苦，平。凡用绝大者为佳。火炙去毛，拭净，甘草汤洗酥，擦炙用之。治呕哕[1]，噎食，下气。

孙真人：治咳嗽呕痰，以叶拭去毛，煎汤饮之。

（新增）雷公云：凡使，采得后秤，湿者[2]一叶重一两，干者三叶重一两者，是气足，堪用。使粗布拭上毛令尽，用甘草汤[3]洗一遍，却用绵再拭令干。每一两以酥一分炙之[4]，酥尽为度。

梅　子

味酸，平，无毒。生津液，止焦渴。多食伤骨损齿、发热、蚀脾胃。小儿、产妇、病者忌食之。

乌　梅

味酸，平。治烦热作渴，祛瘴疟，止痢疾，下痰饮，除烦满及四肢偏枯不主，男女骨蒸劳热。

《鬼遗方》[5]：治疮疖新努肉。取乌梅肉杵烂入蜜少许，量大小贴之，恶肉即入，神效。

《肘后方》[6]：治久痢不止，腹瘴痛，用乌梅十枚槌碎，煎取一升，入白蜜二两，频频饮之。

---

① 哕（yuē 约）：同"哕"，干呕。
② 湿者：原作"温煮"，据《证类本草》卷二十三改。
③ 汤：原脱，据《证类本草》卷二十三补。
④ 之：原脱，据《证类本草》卷二十三补。
⑤ 鬼遗方：原名《刘涓子鬼遗方》，晋末刘涓子传，南齐龚庆宣整理编著而成。
⑥ 肘后方：原名《肘后救卒方》，东晋葛洪著。

《神秘方》：治蛔虫止行口鼻，以乌梅噙之或煎汤饮。

樱　桃

味甘，温，性热。调中气，益脾气，令人美颜色。

此果品味虽美，故喜食之。然而属火，能生虚热喘嗽之疾，小儿尤忌之。

叶：治蛇咬伤，捣烂傅之。捣汁饮，防蛇毒入内。

红　柿

味甘，寒，无毒。或与螃蟹同食，成腹疼大泻。润肺凉心，除烦止渴，消痰定嗽。上通耳鼻之气，下治肠澼不足。

饼：味甘，平。建①脾胃，消宿血，涩肠止泻，杀小虫，润喉音。治小儿痢秋深不愈。

《丹溪方》：治男妇人小儿劳嗽、火嗽、痰中有血。以青州大柿饼，饭上蒸软，每服一饼，临卧蘸好青黛一钱食之，吃薄荷汤一二口嗽②之。

山里红果

即山楂③。味甘、酸④，无⑤毒。化食积，行结气，健

---

① 建：通"健"。《老子·四十一章》："建德若偷。"俞樾平议："'建'当读为'健'。"

② 嗽：同"漱"。《集韵·宥韵》："漱，《说文》'荡口也'，或从口。"

③ 即山楂：原字漫漶，据虎林胡氏本、清抄本补。

④ 酸：原字漫漶，据虎林胡氏本、清抄本补。

⑤ 无：原字漫漶，据虎林胡氏本、清抄本补。

胃宽膈，消血块、气块。

《丹溪方》：治产妇恶露不尽，腹中疼痛，或儿枕作痛。以山楂百①十个，打碎，用水一升煎八合，入沙糖一栗大，空心温服。

甘　蔗

味甘，平，无毒。下气和中，助脾气，利大肠，止虚热烦渴，解酒毒。

《梅师方》②：治反胃吐食。取甘蔗汁二升，入生姜汁二合，温热作五六次服。

《外台秘要》：治发热、口干、小便不利，以甘蔗食之。

《食医心镜》：治中酒毒，干呕，削去皮，捣汁饮。

鸡头子

味甘，平，无毒。主湿痹③，腰脊腿膝酸疼，补中益精气，强意④，聪明耳目，久食轻身不饥。

水陆丹：用鸡头一斗，去壳、取仁，杵烂作饼，晒干为末，蜜丸如梧桐子大，空心，白汤或米饮送下百十个。

---

① 百：原字漫漶，据虎林胡氏本、清抄本补。
② 梅师方：隋代僧医梅师著。梅师号文梅，撰著《梅师方》和《梅师极验方》。
③ 痹：原作"脾"，据《证类本草》卷二十三改。
④ 强意：《证类本草》卷二十三作"强志"。

菱　角

味甘，寒，无毒。水族中此物须脆美而性寒冷，伤脾胃，发瘤疾，损阳事。

《仙家方》：治食菱角多，作腹胀满而痛。热酒和姜饮之则消矣。

荸　荠

味甘，微寒，无毒。本草名乌芋，又名凫茨①，以其凫喜食之故云。皮厚色黑肉硬者谓之猪荸脐；皮薄色紫肉脆者谓之羊荸脐。此物损多益少而能发病。病者、孕妇忌之。

《日华子》云：消风毒，泻胃热，治黄疸，下五痳。

莲　子

味甘，平。助心气，止烦渴，治痢，补十二经气血，理腰疼，泄精白浊。

孙真人云：须去心食，不然成霍乱。

《得效方》②：治久痢不止。老莲子肉二两，去心，为末。每服一钱，陈米汤调下。

荷　叶

除烦闷，止焦渴，治呕血、吐血，杀蕈毒。

《验应方》：治吐血。略以荷叶焙干为末，清米汤调下

---

① 凫（fú 扶）茨：即荸荠，古称凫茨。又名地栗、地梨、马蹄。
② 得效方：全名《世医得效方》，元代医学家危亦林所撰。

二钱七分。

荷　花

暖，无毒。镇心，驻颜色，涩精气，轻身延年。

《肘后方》：治妇人难产。取花一片书人字，吞之立生。

藕

味甘，寒、平，无毒。解螃蟹毒。补中益气，养神开胃，消食解酒，清热除烦，止渴，消瘀血、败血、吐血、呕血，一切血症宜食之。

《梅师方》：治产后恶血不尽①，上奔冲心，烦闷腹痛。杵藕汁二升，温服。

《千金方》：治吐血、呕血、衄血，以藕连节一枝，杵取汁，和荷叶灰一两徐徐服。

《伤寒一揽》：治时气伤寒，烦燥太渴，作热。生藕捣汁，冷饮效。

米　谷

粳　米

味甘、苦，平，温。即今之白晚米。性味香甘。与早熟米及各土所产赤、白、小、大异族，四五种犹同一类也，皆能补脾益五脏，壮气力，止泄利，惟粳米之功为第

---

① 尽：原字漫漶，据虎林胡氏本、清抄本补。

一耳。

有病者只可以此米早晚作糜粥食之，不可兼以杂物，病焉得不可。

梁 米

味甘，微寒。梁米，本草分三种，青、黄、白，皆以色而名之。穗皆大而长，米亦圆奘①。青者，襄阳出；黄者，西洛出；白者，东吴出。作饭味稍淡，皆能补脾胃，养五脏。

糯 米

味苦，温，甘，平。补中益气，实肠。多食生热。

《产宝方》：治胎动不安，腹痛下黄水。用糯米一合，黄芪、川芎各五钱，水一升同煎至八合，作二次温服。

粟 米

味咸，寒。即今之小米也，山东最多。和中益气，养肾气，去脾胃中热，止泻痢。治消渴，利小便。陈者更良。

《千金方》：治反胃，食入即吐。以粟米舂为粉，水丸如梧桐子大，每九个煮烂吞之，得下即效，日三五次。

赤黍米

味甘，温。穗熟色赤，故有火。北人以之造酒。

① 圆奘：圆而饱满。奘，大。

补中益气。食之生烦热，昏五脏，软筋骨。

陈仓米

味酸，平、凉。平胃宽中，下气消食，除烦渴，止泄痢。多食易饥。

黄　豆

味甘，温。亦云寒。宽中下气，利大肠，消水胀，消肿毒。

黑　豆

味甘，寒、平。解乌头毒。散五脏结积，除胃热，逐水气，消肿胀，散瘀血，治湿痹。

《产宝方》：治产后中风，角弓反张，口禁挛搐，五缓六急，手足麻痹，头旋眼眩，呕吐烦闷，恶不下。用黑豆一升，炒令极熟，热投清酒①三升，令热饮半钟至一钟，得微汗身润，风邪出矣。如无前症，产后稍饮，亦能逐败血，散结气，除痛免疾。

李仙姑：治女人少年鬓发黄白。用黑豆一升，青石榴一个捶碎，好醋二升同煮，豆烂去豆不用，再煎至升收贮，每早傅发。

《衍义》云：煮食之凉。主瘟毒，赤肿，水肿。解诸药、石、食物毒。炒食则热，作腐则寒，作豉则冷，作酱

---

① 酒：原字漫漶，据虎林胡氏本、清抄本补。

则平。牛食则温，马食凉。

红　豆

赤小豆。味甘，酸，平。利水气，消胀满。治一切无名肿毒、痈疽。利小便，止①消渴。

《产书》②云：治女人乳汁不行。煮汁饮之，即下。

《广利方》：治诸般无名肿毒初起。为末，井水调敷，毒气立散。

又方：治小儿火丹赤毒上下走。为末，好醋调敷，即消。

《食疗》云：治男人女人水肿、腹胀、两腿足脚气俱肿。红豆煮汁，以鲤鱼作羹，食子湿水自小便中出，即愈。

《东坡方》：治中酒呕吐、烦乱。煮赤小豆汁，徐徐饮之。

花：名腐婢。解酒毒，消酒，令人多饮不醉。

绿　豆

味甘，寒。除烦热，消丹毒、风疹，解一切药草、虫鱼、牛马、金石等毒。和五脏，安精神。

孙真人云：作枕，治头风头痛，明目。

---

① 止：原为“上”，疑形近之误。
② 产书：宋代医学家王岳撰，原书久佚。

白　豆

味咸，平，无毒。即今之饭豆也。补五脏，暖肠胃，益十二经脉之气。

扁　豆

味甘，平，无毒。温中下气。治霍乱，吐泻转筋。杀河豚鱼毒。

叶：治霍乱转筋。捣汁，入醋少许，温服之。

《海上方》：治蛇虫咬，捣傅之，效。

大　麦

味甘，温。为五谷长。宽肠胃，调中益气，化谷食，壮气血。

又云：令人多热。

（新增）孙真人云：麦芒入目，煮大麦汁洗之。

蘖：消宿食，逐冷气。治心腹饱胀，化痰饮，消癥积，开胃进食。

小　麦

味甘，微寒，无毒。除烦止渴，利小便，养肝气。

孙真人：治酒疸。取小麦一升，分作四次，擂，水饮之。

（新增）麦，心之谷也。心病宜食。主除热止渴，养心气。

苗：退胸中邪热，消酒毒，除黄疸，利小便。

《千金方》：治酒疸。取麦苗杵烂绞汁，每服二合饮之，日进二三次即痊。

荞麦

味甘，平，寒，无毒。与猪羊肉同食发风热。

（新增）孙真人云：亦或成风癞。

实肠胃，益气力，能练五脏滓秽，续精神。久食发病。

《兵部手集》：治小儿火丹赤肿。以荞麦面醋调，敷之即差。

（新增）烧其穰作灰淋，可洗六畜疮并驴马躁蹄。

芝麻

大寒，无毒。治虚劳，滑肠胃，行风气，通血脉，去脑风，泽肌肤。与乳母食之，其孩子永不病生。

孙真人：治诸虫咬。嚼芝麻涂之。治小儿头面诸疮，嚼芝麻傅之。

生者性寒而治疾，炒则性热而发病，蒸食性温而充饥。

叶：捣汁沐发，去风除垢，能令发常光润。

瓜　菜

白冬瓜

味甘，微寒，无毒。其性走而急速，故能下热毒，解消渴，差五淋，消小腹水胀，利小便，压丹石毒。久病与阴虚人忌食之。

《千金方》：治夏月生痱子。切冬瓜涂之。

子：味甘，寒，无毒。益气。治心中烦满不乐，合面药令人美颜色。

《荆楚岁时记》[①]：七月采瓜，犀为面药，光泽华采。

西　瓜

味甘，寒，无毒。消暑热，解烦渴，宽中下气，利小水。治血痢。

甜　瓜

味甘，有小毒。止渴除烦，益气下热，利小便，通三焦。多食动冷气，发虚热，破腹生湿疮，发癖疾。其叶治人无发，捣汁涂之即生。

（新增）孙真人云：患脚气人勿食甜食，其患永不除。又五月甜瓜沉水者杀人。又多食发黄疸病，动冷气，令人虚羸，解药力。两蒂者杀人。

蒂：味苦，寒。有毒。自然落在蔓上者好。吐膈上痰涎。治面目四肢浮肿，疗黄疸。去鼻中息肉、鼻齆[②]，反食。诸果病在胸腹中，皆吐下之。

---

① 荆楚岁时记：南朝梁代宗懔（约501—565）撰，是一部记载荆楚岁时习俗的著作，也是保存到现在我国最早的一部专门记载古代岁时节令的专著。原书已佚。

② 齆（wèng 瓮）：鼻子填塞不通气。

（新增）雷公云：凡使勿用白瓜蒂。要采取青绿色瓜，待瓜气足，其瓜蒂自然落在蔓茎上，采得来，用时使槟榔叶裹于东墙有风处，挂令吹干。

瓠　子

味甘，平，无毒。利水道，止消渴，下热气。

葫　芦

味甘，微苦，无毒。利水道，消肿胀。多食令人吐。

王　瓜

味苦，平、凉，无毒。又名土瓜，江西多有。止热躁大渴，消肿毒，除黄疸，行乳汁，通经水。

黄　瓜

味苦，平、凉，无毒。除胸中热，解烦渴，利水道。

白萝卜

味辛，温，无毒。解面毒。利五脏，宽胸膈，消食下气，利大小便。久食之白发。大者坚而宜食，食之化痰消谷。小者脆而宜生啖之，止渴宽中。

芜　菁

味辛，凉。即萝卜苗也。治乳痈初肿疼痛作寒热。取芜菁根叶去土不洗，用盐少许捣，傅乳，觉热易之，冬无叶，根亦可。

子：治黄疸，皮肤眼睛如金色，小水赤少。碾为末，白汤调服方寸匕，日三次。

《产宝方》：治妊娠水道不通。为末，灯心煎汤调方寸匕，日三服。

《千金方》：治黄汗染衣皆黄。为末，水调方寸匕，日三服。

《丹溪方》：水研，吐风痰，甚效。

大 蒜

味辛，温。有毒。燥脾胃，化肉食，辟瘟疫，杀毒气，驱邪祟，散痛肿。治蜑疮。久食伤肝胆，损目明，生痰助火，昏神。

《救急方》：治鱼骨鲠。以蒜塞鼻中，自出。

《外科集》：治肿毒恶疮，疼痛不安，人所不识者。取独头蒜三四颗捣细，入麻油和研，厚贴肿处干再易之。

《千金翼》：治虫蛇咬。捣傅之，效。

小 蒜

味辛，温，有小毒。与蜂蜜相反。归脾经，温中消谷。主霍乱腹中不安。

《千金翼》：治蛇虫、沙虱咬毒。捣傅之。

葱

味辛，温，无毒。主伤寒寒热，骨肉酸痛，汗不出。能达表和里，除肝经邪气，明目。治中风面目浮肿，咽喉不通，安胎止血。解百药毒，杀鱼肉毒。

白：治磕打伤损，头脑骨破及手脚骨折，或指①头破裂血流不止。用葱白捣烂，焙热，封里损处，神效。

《产乳方》：治妊娠四五个月动胎下血者。取葱白一大把煎汤饮之，效。

《集要方》：治大小便不通。杵葱白填脐中，艾火炙七壮。

韭

味辛，温，微酸，无毒。归肾、心。安五脏，除胃中热，补虚壮阳事，暖腰膝。根主养发。

子：主肾虚遗精白浊。为末，空心温酒调服方寸匕。

芥

味辛，温，无毒。归肺。利九窍，温中，除肾经邪气。有便血痔疾忌之。

（新增）孙真人云：芥菜合兔肉食之，令人成恶疮。

白　芥

味辛，温，无毒。

（新增）主冷气。色白正，辛美，从西戎来。

菘　菜

味甘，温，无毒。

（新增）主通利肠胃，除胸中烦，解酒渴。

---

① 指：原作"脂"，据文义改。

茄 子

味甘，寒。一名落苏。处处有之。发疮肿，动痼疾，损精神。不宜多食。

《鬼遗方》：治磕打损伤，肌肤青肿。用枝上老黄大茄子一个，切一指厚片，瓦上焙干为末，临睡酒调二钱服，一夜消尽。

根茎：煎汤洗一切冻疮。

莼 菜

味甘，寒。解百药蛊虫之毒，消渴，利小便，热痹。

苋 菜

味甘，寒，无毒。有红、紫、青、白四种。泻热、补气、利九窍。治赤白痢疾及下血，利大小便。

《催生方》：治妊妇临月。煮二三次食之，滑胎易产。

《苑亭客话》：若蛇、虫、射工螫人，紫苋菜捣汁饮一升，相傅伤处。

子：治肝经风热上攻，眼目赤痛，生翳遮障不明，青盲赤瞎，并宜服之。为末，每夜茶服方寸匕。

马齿苋

味酸、甘，寒，无毒。凉肝退翳，去寒热，止烦渴，利大小便，杀诸虫。子，可明目，《仙经》用之又治三十六种风热疮，七十二等痈肿毒。生捣汁服一碗，即下所积恶物细虫。

《灵苑方》^①：治大人小儿血痢。捣汁一合，入蜜二
（一）匙，空心温饮之。

《产宝方》：治产后血痢，脐腹疼痛，小便不利。捣汁
三合，煎一沸，入蜜一合，搅服之。

《广利方》：治大人小儿一切无名肿毒，火丹恶疮。捣
汁傅之。

（新增）雷公云：凡使勿用叶，大者，不是。

芹　菜

味甘，平，无毒。养精神，益气血，利口齿，令人肥
健，嗜食。又治妇人赤白带下。

鹿角菜

大寒，无毒。散风热邪气。治小儿骨蒸劳热。

（新增）大人不可久食，有损腰肾^②，少颜色。服丹石
人^③食之，下石力也。

芸苔菜

味辛，温，无毒。散游风丹毒，消乳痈，破血瘕，下
产后瘀血。

《野人闲话》^④：治女人吹乳，小儿火丹。捣傅之。

---

① 灵苑方：医方著作，见《梦溪笔谈》，二十卷。北宋沈括撰，撰年不
详。

② 腰肾：底本无，据《证类本草》卷二十九补。

③ 人：底本无，据《证类本草》卷二十九补。

④ 野人闲话：宋代景焕撰，杂事小说集。

石花菜

大寒，无毒。去上焦之浮热，发下部之虚寒。

菠 菜

味甘，寒，无毒。利五脏，解热毒、酒毒。

甜 菜

味苦，甘，大寒，无毒。治天行疫疠。解风热毒，解暑热，攻毒痢。夏月作粥最良。

茼 蒿

味辛，平。安心气，养脾胃，消水谷。多食动风气。

莴 苣

味苦，寒，平。利五脏，补筋骨，开膈热，通经脉，去口气，白牙齿，明眼目。

芫 荽

味温，辛，平，微凉。利五脏，补筋脉，消谷化气，通大小肠结气。治头疼齿病，解鱼肉毒，消蛊毒。

孙真人云：通心窍。久食多忘，有腋臭者忌之。

《痘疹方》①：小儿痘疹不出，擂，酒②喷卧处，立出。

---

① 痘疹方：即《小儿痘疹方论》，儿科著作，一卷。宋代陈文中约撰于13 世纪中期，论述痘疹的病原、辨证和治法。

② 酒：原字漫漶，据虎林胡氏本、清抄本补。

生　菜

味苦，寒，种类蓝。解热毒，消酒毒，止消渴，利大小肠。

荠　菜

味辛，凉，甘，平。疏利五脏，凉肝明目。其根叶烧存性，蜜汤调，治痢疾，效。

花：辟诸虫。三月三日，日未出采，放床席下。

青　菜

味甘，平。四季所有者。疏通肠胃结滞，利大小便，和中下气。

蔓青菜

味甘，微凉。清胃解热，疏通肠胃，利大小便。

胡萝卜

味甘，辛。无毒。宽中下气，散胃中邪滞。

落葵菜

味酸，寒，无毒。俗名滕儿菜，又云胡胭脂。滑中散热。

子：（新增）陶隐居云：其子紫色，女人以渍粉傅面为假色，可以悦泽人面，鲜华可爱。取蒸晒干，按去皮，取仁细研，和白蜜傅之，甚妙。

菌　子

味甘，温，有毒。黑豆解菌毒，煮汁饮之。菌有五色，种则一类。夏月间土壤灰粪中或竹林虚杯处得，雨后尽生，此乃湿热相感而成，多食发湿热。

《苑亭客话》：唐贞元年间，田家于墙隅得菌百十，制而食之。二人多食死，三人少食胀乱。得甘草汤解，复得生。后掘墙隅视①之，见土虺蛇子母六七条，热气与②毒感化如此。

木　耳

味性冷，无毒。治肠癖下血，又凉血。勿与小儿食，不能克化。

东波诗云：况是桑鹅与树鸡，即此类。

蘑　菇

味甘，平，无毒。河南所产者佳。可食之，亦无损益。

茭　白

味大寒，无毒。治肠胃积热，止渴，利小水。

竹　笋

味甘，寒，无毒。利膈化热，下气消痰，爽胃气。

---

① 视：原字漫漶，据虎林胡氏本、清抄本补。
② 与：原字漫漶，据虎林胡氏本、清抄本补。

芦　笋

味甘，寒，无毒。解河豚鱼毒。治膈寒客热，止渴，利小便。解诸鱼之毒。

根：疗五噎膈气，烦闷吐逆，不纳饮食。日日浓煎汤饮之，效。

蒲　笋

味甘，寒，无毒。去热燥，利小便。

地　笋

性温，平，无毒。利九窍，通血脉。治吐血、衄血，治产后心腹痛，一切血症。食之肥白人。

紫　苏

味辛，温。解螃蟹、诸鱼毒。宽中下气，开胃化气。治心腹胀满，霍乱转筋。逐风寒暑湿之气，通大小肠，理脚气。

芋　头

味辛，平，有毒。宽肠胃，充肌肤。多食困脾滞气。

叶：捣傅痈疽肿毒及诸虫咬伤，神效。

《沈存中笔谈》①：处士刘汤隐居王屋山，曾见一大蜂误落蛛网，蛛缚之，为蜂所螫，坠地俄顷，蛛腹胀欲裂②，

---

① 沈存中笔谈：即北宋沈括之《梦溪笔谈》。
② 裂：原作"列"，据《续名医类案》卷三十六改。

徐徐行入草，咬芋梗微破，以伤就咬处磨之，良久腹渐消，轻躁如故。自后有被蜂[1]螫者将芋梗傅之，即愈。

山　药

味甘，温，平，无毒。补诸虚百损，面上游风，腰间冷气。常食强阴益精气。

生　姜

性纯阳，味辛，温。经云：带皮用则凉，去皮用则热。治伤寒、伤风头疼，九窍不利，入肺开胃，止呕吐、咳嗽喘急，去腹中寒气，解臭秽，散风寒，通神明。

《经验方》：治霍乱吐泻转筋欲死者。用生姜三两捣碎，清酒煎三四沸，徐徐服。

《活人书》：治一切咳呃欲死者，用生姜三两，半夏一两。水二升，煎三四沸，作三四次服。

胡　椒

味辛，热，无毒。温中下气。治心腹冷积，解鱼肉、野菌毒。

丹溪云：性燥而快膈。喜食者[2]大[3]伤[4]者心肺，燥肠胃，日久而成大祸也。

---

① 蜂：原字漫漶，据虎林胡氏本、清抄本补。
② 者：原脱，据《本草衍义补遗》补。
③ 大：原作“必”，据《本草衍义补遗》改。
④ 伤：此下原衍“者”字，据《本草衍义补遗》删。

花　椒

味辛，温，有毒。逐脏腑寒气，出痹，消水肿，暖腰腹，益精气，通关节，调血脉，牢牙齿。

茶　茗

味苦、甘，平，凉，无毒。清头目，化痰饮，消谷食，除烦止渴，清神，啜多妨寐。

沙　糖

味甘，寒，无毒。多食生长虫，消肌肉，损牙齿，发疳𪕘，致心痛。

《衍义》曰：与鲫鱼同食生疳虫，与笋同食生癥癖。

饧　糖

味甘，温，无毒。多食生湿中之热，动脾中之风。

绿豆粉

味甘，凉，平，无毒。解诸热。熟者胶黏，难得克化，脾胃虚弱人、病者忌之。

《痘疹方》：小儿痘疹十余日，湿烂不结痂者，以干豆粉贴之。

小麦面

味甘，温，无毒。补虚厚胃，实肌肤，强力气。其有湿热，能发诸病。饥年以之代谷，不可常食，宜戒之。

面　筋

性凉，寒。宽中益气。

豆　腐

味甘，平。宽中益气，和脾胃，下大肠浊气，消胀满。

麻　油

大寒，无毒。发冷疾，滑精髓。多食人生困。治痈疽热病，有方傅一切疥癣，杀虫。

《伤寒方》：治伤寒①五六日，忽生黄急。宜服此麻油半盏，水半盏，入鸡子清一个搅和均，一服令尽，神效。

《扁雀方》：治大热毒发狂、发黄、疮肿、脏毒。麻油一合，鸡子二颗，芒硝一两，研细和均服之，少时即泻下热毒，效。

盐

味咸，温。杀鬼邪蛊症毒气。治下部䘌疮，止心腹卒痛，坚筋骨，暖水脏，吐胸中老痰。多食伤肺。

《妇人良方》：治妊娠、心腹痛不可忍。以盐四两，炒令赤，取一撮淬酒中服。

《千金方》：治蜈蚣咬疼不吐。以盐汤沃之。

《养生方》：治牙齿宣露。每日将盐擦齿，以热水含漱

---

① 寒：原脱，据文义补。

百遍，令齿坚固。

酱

味咸、甘，平，无毒。除热止烦满，杀一切蛇虫蜂虿[①]、鱼肉蔬菌之毒。

古方：治汤荡[②]火烧毒。傅之，效。

醋

味酸，温，平，无毒。消肿毒，散水气，杀邪毒，消癖块，破血迷。

《救急方》：治产后血虚眩运不醒。以刚炭同生铁秤煨烧，令红，以醋沃，近妇人口鼻熏之。只用炭火醋沃亦可。

酒

味苦、甘、辛，温，大热，有毒。葛花、红豆花解酒毒。杀百邪，敌寒气，驱恶毒，通血脉，厚肠胃。

孙真人云：散气消忧，宣言发怒。多饮未尝不致病。

朱丹溪云：《本草止》言其大热有毒，不言其湿中发热，近于相火。醉后恶寒战栗者可见矣。其性善升，气必随之，痰郁于上，溺涩于下。肺受贼邪，金体大燥，肺得热伤耗真气，必生一病，病之浅者，或呕吐、或疼痒、或

---

① 虿（chài）：蝎子一类的毒虫。
② 荡：同"烫"。《物类相感志·器用》："热盌足荡漆桌成迹者，以锡注盛沸汤冲之。"

自汗、或衄血、或泻利、或胃痛、或心脾痛，尚可散而出也。病之深者，为黄疸、为肺痿、为消渴、为哮喘、为鼓胀、为痰膈、为吐血、为劳嗽，尤有为难名之疾，病倘非灵心具眼未易处，治可不谨乎。陶隐居曰：大寒凝海，惟酒不冰。其大热明矣。

《奇效方》：治妇人遍身风疹作痒。蜂蜜不以多少，酒和服之，大效。

《催生方》孙真人云：若女人产难，以铁器烧红，投酒中饮之，即止。

温元帅①：凡牛马六畜水谷所伤，时行疫病，只以酒和麝香少许灌之，神效。

古人煮酒药：桑椹子补五脏，明耳目，春收，晒干，冬田②，五加皮治脚膝软弱不能行，天门冬治肺气虚劳，除咳逆寒热，生地黄补血生血，凉血补阴③，乌龟治诸风症，补阴气，虎骨治筋骨缓纵，风症，牛膝壮筋骨，治腰膝疼痛，绿豆治烦热，解诸毒，金橘宽中顺气，止呕逆，砂仁暖胃，消饮食，下气。

---

① 温元帅：道教护法神，为东岳十太保之一，能驱除邪恶，济危扶困。温，原字漫漶，据清抄本、寿养本补。

② 田：疑为"用"。

③ 阴：原作"除"，据文义改。

校注后记

　　《食鉴本草》是一部中医食物本草著作。本书字数虽不多，但条理清晰易懂，阐述简明实用，在中医本草学史上具有一定影响。

　　一、关于食鉴本草之"新刻"

　　在所用底本中见有新刻《食鉴本草》之"新刻"字样，本人认为"新刻"可能指新刻之本。据李时珍《本草纲目》"历代诸家本草"云：《食鉴本草》，嘉靖时京口宁原所编……无所发明。"可见李时珍曾见到或采用过此书。李时珍《纲目》于万历十八年（1590）付印，此时虎林胡氏文会堂校刻本尚未出版，所以在胡文焕本之前，还有一本，今已佚，则所说"新刻"可能是相对胡文焕刊刻的版本，但相异之处已无从考证。

　　二、作者生平与成书背景

　　《食鉴本草》，明代宁源撰，成书于嘉靖间（1522～1566）。宁源，一作宁原，号山臞，京口（今江苏镇江）人，生平不详。宁源除编著本书外，无他书问世的记载。

　　宁源的《食鉴本草》成书于嘉靖间，正是明代政局稳定，经济快速发展时期。江浙、徽州一带的经济繁荣，使人们对摄食、养生的意识尤为增强；先进的航海技术丰富了中药材品种；富商贵族凭借厚实的财力资本，资助和发展医学教育，医学得以迅速发展，医家辈出，涌现了一批重要的中医养生医家和著作，当时有影响的养生、食疗的专著问世，如薛己《食物本草》二卷、卢和《食物本草》四卷、洪楩《食治养老方》、应廖《蒲水斋食治广要》八卷、穆世锡《食物辑要》八卷、吴禄《食品集》二卷附录一卷等。宁源之《食鉴本草》也就在这样的背景下编著而成。

三、版本调查与校勘注释情况

1. 版本调查情况

据《中国中医古籍总目》《全国中医图书联合目录》《中国本草要籍考》《历代中药文献精华》及有关文献考证、调查，本书原刻本已佚，现存刊本有三种，一是明万历二十年壬辰（1592）虎林胡氏文会堂刻本，二是《寿养丛书》所收载《食鉴本草》刻本，三是《格致丛书》所收载《食鉴本草》刻本。另有清抄本一种（原本未见，有中国书店影印本），民国抄本一种。

本次调查与整理查阅并使用的有四种：虎林胡氏本、寿养本、清抄本、民抄本。经考证，各本均据"虎林胡氏本"原样刊刻或传抄。

2. 校勘注释情况

经到上海中医药大学图书馆、国家图书馆、中国中医科学院等实地调研，虎林胡氏本在现存各影本、抄本中为年代最早，但全书版面多处漫漶不清；寿养本漫漶之处较少；虽有清抄本，但未查到原本，只见中国书店影印本；民抄本版面清楚，字迹美观清晰，但正文末漏抄 6 味药（缺 5 页纸的内容）。本次选择虎林胡氏本为底本。

四、新刻《食鉴本草》之学术特色

1. 阐述简单明了

全书两卷，近 2 万字，条理清析，阐述简明，收载食用本草 252 种，分为兽、禽、虫、果品、米谷、瓜菜 6 类，基本将历代文献可药食两用中药汇聚一起，紧贴人们日常所需，阐明每味药食两用本草的性味、有毒无毒、能食否，又写明功用、主治。如"牛肉：味甘、平，无毒。安中，益气力，养脾胃，止吐泄，疗消渴。"另如，"骡肉：味辛，温，有小毒。性顽劣，食之不益人。"同时将有效的古人验方、偏方或使用经验简明扼要地予以记载，如羊"肝……《医镜》：治患目久不愈，亦涩昏花，翳膜遮障，羞明有泪，用羊子肝一具，竹刀刮切，砂臼捣细，和黄连净末四两为丸，梧桐子大。每服七十粒，茶汤吞，食远送下。"还记述了食物中毒及其解毒方法，如"螃蟹：味甘，寒，微咸，有小毒。中蟹毒，煎紫苏汁饮之或捣冬瓜汁饮之。"这些论述不仅对预防食物中毒有一定的参考价值，对医生和民间使用均有借鉴意义。

2. 注重鉴别使用

全书记载的内容虽为药食两用，但严格强调了中医辨证论治的思想，要求每味药物必须鉴别应用。

（1）因病证而使用。"羊肉：味甘，大热，无毒。治五劳七伤，脏气虚寒，腰膝羸弱，壮筋骨，厚肠胃。头：性微凉。治骨蒸脑热，头眩目昏及小儿惊痫。乳：味甘，温。润心肺，补虚劳，止消渴。肝：味甘、凉。治目中诸疾。肾：补肾气，益精髓。"羊肉是人们冬天习用的食物，然根据该食物及所附属部位的不同，书中明确提示了由于部位各异，性味不同，主治就有所不同，食用时就应该根据不同病证而合理的选用。

（2）因体质而使用。绿豆粉：味甘，凉，平，无毒。解诸热。熟者胶黏，难得克化，脾胃虚弱人、痛者忌之。"白冬瓜：味甘，微寒，无毒。其性走而急速，故能下热毒，解消渴，差五淋，消小腹水胀，利小便，压丹石毒。久病与阴虚人忌食之。""梨：味甘、酸，平。梨者利也，流利下行之谓也。解热止渴，利大小肠。治火嗽热喘。多食发金疮，成冷痢。产妇乳母忌食之。"

（3）因年龄不同使用。"木耳：味性冷，无毒。治肠癖下血，又凉血。勿与小儿食，不能克化。""鹿角菜：大寒，无毒。散风热邪气。治小儿骨蒸劳热。（新增）大人不可久食，有损少颜色。樱桃：味甘，温，性热。调中气，益脾气，令人美颜色。此果品味虽美，故喜食之。然而属火，能生虚热喘嗽之疾，小儿尤忌之。"

（4）因相恶相反而禁用。"鳖肉：味甘，平，无毒。补劳伤，壮阳气，峻补阴不足。恶矾石。青鱼：味甘，平，微毒，与葵菜、大蒜相反。"

（5）强调食物使用的宜忌。"螃蟹：《食忌》云：蟹莫与红柿同食，食之发瘤疾成冷疾。""芋头：味辛，平，有毒。宽肠胃，充肌肤。多食困脾滞气。""茄子：味甘，寒。一名落苏。处处有之。发疮肿，动瘤疾，损精神，不宜多食。""荞麦：味甘，平，寒，无毒。与猪羊肉同食发风热。""栗子：味咸，温，无毒。厚肠胃，补肾气，亦不宜多食。生者难化生虫。熟者隔食滞气，病人忌之。"羊肉、螃蟹、芋头、绿豆、荞麦、梨、樱桃等诸多食物均是人们常用的，然究竟怎样正确食用，人们常不太清楚，宁源如此详细的论述，提示了虽然是常用食物，但也要注意鉴别使用，告诫人们应根据食物作用不同，病证需要不同而合理选用，这对人们追求生活质量、健康养生的今天具有实际的指导意义和参考价值。

五、现存同名《食鉴本草》与本书内容之比较

经《中国中医古籍总目》《中国药膳大辞典》《中国中医药学术语集成》等馆藏书目考查，目前除明·宁源《食鉴本草》二卷外，以《食鉴本草》为书名的中医古籍还有三种流传于世，分别为清·石成金《食鉴本草》；清·柴裔《食鉴本草》四卷；清·费伯雄《食鉴本草》一卷。

清·石成金《食鉴本草》，作者石成金（1660—?），字天基，号惺斋、觉道人、良觉居士等，江苏扬州人。全

书共一卷，分为 10 类，记载常用食物 96 种。石成金《食鉴本草》现通行版本为合刊本，收于《石成金医书六种》，为康熙间本。

清·柴裔《食鉴本草》，作者柴裔（1700—?），字竹蹊，浙江苕溪人，后移居南京。柴裔《食鉴本草》，成书于 1741 年，全书共四卷，分 14 部集，载日用食物 468 种，末附《食物金镜》一篇。目前流传版本有清乾隆五年庚申（1740）翠荫堂刻本，清乾隆六年辛酉（1741）经义堂刻本（残）。

清·费伯雄《食鉴本草》，作者费伯雄（1800—1879），字晋卿，号砚云子，书室名"留云山馆"，江苏省武进县孟河镇人，为孟河四大医家之一。全书共一卷，分 10 类，收载食物 96 种。又按风、寒、暑、湿、燥、气、血、痰、虚、实等 10 类病因，介绍适宜的粥、酒、茶、膏等药膳 71 首。目前费氏《食鉴本草》有四种版本，清光绪九年癸未（1883）刻本；抄本（附生产保全母子神方、秘传延寿丹方）；《费氏食养三种》本；清光绪九年癸未（1883）刻本，董志仁校正，收于《珍本医书集成》。

考察四部《食鉴本草》的内容，其中宁源、柴裔之《食鉴本草》分别有别于石成金、费伯雄所著《食鉴本草》。

清·费伯雄所著《食鉴本草》的内容大体与石成金相关著作一致，其中食物分类部分与石成金之《食鉴本草》

相同，亦分10类，各食物论述基本相同，只是个别字词表述有所不同。按风、寒、暑、湿、燥、气、血、痰、虚、实等10类病因所介绍的粥、酒、茶、膏等药膳与石成金《食愈方》相同，故考虑费氏《食鉴本草》亦系托名，实即将石成金《食鉴本草》《食愈方》二书合刊而已，非费氏原著。所附生产保全母子神方、产后必要芎归方、稀痘奇方、秘传肥儿丸四方，在石成金《传家宝全集》中都有记载，故费伯雄所著《食鉴本草》，即来源于石成金之著作，亦即费伯雄传承了石成金的养生疗病之思想，巧妙地将食物与药膳方合为一书传与后人。

明·宁源、清·柴裔之《食鉴本草》从其内容分析，显示了在继承的基础上有所发挥。二书中均记载了药物的性味、功效、主治、有毒无毒、配伍宜忌，二书有61味相同食物的记载，其中，有许多食物记载内容相近，如芹菜，宁源记为："味甘、平，无毒。养精神，益气血，利口齿，令人肥健，嗜食。又治妇人赤白带下。"柴裔记为"味甘，平，微寒，无毒。主治养精益气，保血脉，消烦渴，止女子赤白带下。嗜食利齿，令人肥健。"西瓜，宁源："味甘，寒，无毒。消暑热，解烦渴，宽中下气，利小水。治血痢。"柴裔："味甘，淡，寒，无毒。主治消暑热，解烦渴，利小水，止血痢，宽中下气。"不同的方面，宁源《食鉴本草》所收药物还载有附方，有些还有"新增"内容。柴裔《食鉴本草》书中还记载了药物的别名、归经、产地等内容，卷四之后附食物金镜一篇，包括诸菜有毒、诸果有毒、诸禽有毒、诸兽有毒、诸鱼有毒、诸物食戒、解诸肉毒、饮食指明、饮食禁忌、食之堪戒和制饮食法等内容，是对前面四卷药物内容精华的淬炼与总结。

总 书 目

I

本　　草

淑景堂改订注释寒热温平药性赋

方　书

医便

卫生编

袖珍方

仁术便览

古方汇精

圣济总录

众妙仙方

李氏医鉴

医方丛话

医方约说

医方便览

乾坤生意

悬袖便方

救急易方

程氏释方

集古良方

摄生总论

摄生秘剖

辨症良方

活人心法（朱权）

卫生家宝方

见心斋药录

寿世简便集

医方大成论

医方考绳愆

鸡峰普济方

饲鹤亭集方

临症经验方

思济堂方书

济世碎金方

揣摩有得集

亟斋急应奇方

乾坤生意秘韫

简易普济良方

内外验方秘传

名方类证医书大全

新编南北经验医方大成

临证综合

医级

医悟

丹台玉案

玉机辨症

古今医诗

本草权度

弄丸心法

医林绳墨

医学碎金

医学粹精

医宗备要

医宗宝镜

医宗撮精

医经小学

医垒元戎

证治要义

松厓医径

扁鹊心书